AVIS AU PEUPLE

SUR

LE CHOLÉRA-MORBUS ASIATIQUE

TRAITÉ

AU MOYEN DE L'ÉTHER SULFURIQUE OPIACÉ

A HAUTE DOSE

Par BERNARD (de Chateau-Salins)

DOCTEUR EN MÉDECINE DE LA FACULTÉ DE PARIS
MEMBRE DE LA SOCIÉTÉ PATRIOTIQUE LITTÉRAIRE DE LA HAVANE
ANCIEN MÉDECIN DANS LES COLONIES

> Toute connaissance qui n'est pas le produit réel de l'observation ou de conséquences tirées de l'observation, est tout à fait sans fondement et véritablement illusoire.
>
> DE LAMARCK. *Système des connaissances positives de l'homme*, p. 84.

PRIX : 1 FR. 25 C.

PARIS

GERMER BAILLIÈRE, LIBRAIRE-ÉDITEUR
RUE DE L'ÉCOLE-DE-MÉDECINE, 17

CHARPENTIER, LIBRAIRE
AU PALAIS NATIONAL, GALERIE D'ORLÉANS

LONDRES	**LYON**
H. BAILLIÈRE, 219, Regent street	SAVY, 14, place Louis-le-Grand
MONTPELLIER	**FLORENCE**
CASTEL, SEVALLE, libraires	RICORDI et Cᶜ, libraires

1849

AVIS AU PEUPLE

SUR

LE CHOLÉRA-MORBUS ASIATIQUE

PARIS. — IMPRIMÉ PAR E. THUNOT ET Cᵉ,
28, rue Racine, près de l'Odéon.

AVIS AU PEUPLE

SUR

LE CHOLÉRA-MORBUS ASIATIQUE

TRAITÉ
AU MOYEN DE L'ÉTHER SULFURIQUE OPIACÉ
A HAUTE DOSE

Par BERNARD (de Chateau-Salins)
DOCTEUR EN MÉDECINE DE LA FACULTÉ DE PARIS
MEMBRE DE LA SOCIÉTÉ PATRIOTIQUE LITTÉRAIRE DE LA HAVANE
ANCIEN MÉDECIN DANS LES COLONIES

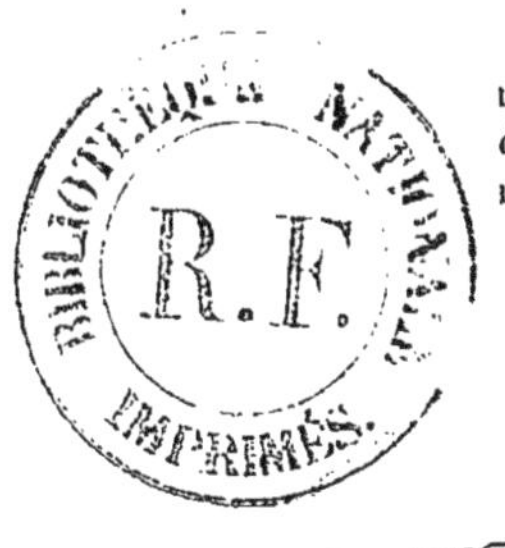

> Toute connaissance qui n'est pas le produit réel de l'observation ou de conséquences tirées de l'observation, est tout à fait sans fondement et véritablement illusoire.
>
> DE LAMARCK. *Système des connaissances positives de l'homme*, p. 84.

PARIS

GERMER BAILLIÈRE, LIBRAIRE-ÉDITEUR
RUE DE L'ÉCOLE-DE-MÉDECINE, 17

CHARPENTIER, LIBRAIRE
AU PALAIS NATIONAL, GALERIE D'ORLÉANS

LONDRES	**LYON**
H. BAILLIÈRE, 219, Regent street	SAVY, 14, place Louis-le-Grand
MONTPELLIER	**FLORENCE**
CASTEL, SEVALLE, libraires	RICORDI et c^c, libraires

1849
1848

PRÉFACE ET INTRODUCTION.

Quæque ipse miserrima vidi.
VIRGILE.

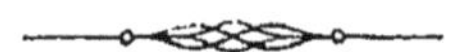

En offrant au public ce petit ouvrage sur le choléra-morbus épidémique sous la forme d'*Avis au
peuple*, je lui livre le fruit de douze années d'expériences et d'observations consciencieuses faites au
lit du malade sur cette grave affection.

Lorsqu'en 1833, ce terrible fléau vint porter l'é-
pouvante et le deuil parmi les joyeux habitants de
la cité populeuse de la Havane et de toutes les
autres villes adjacentes, médecin alors dans cette co-
lonie espagnole, je fus chargé par le gouvernement
d'examiner le caractère spécial de l'épidémie et de lui
en faire mon rapport, en particulier sur les moyens
curatifs reconnus comme les plus efficaces (1) ; sur-
pris à l'aspect d'une maladie que je n'avais jamais
eu l'occasion d'observer, je consultai parmi mes confrères ceux qu'une longue pratique dans les Indes

____

(1) Le docteur Coloma, maintenant médecin à Xérès (Andalousie), me
fut adjoint. Le rapport écrit en langue espagnole a été imprimé.

orientales avait mis à même d'en apprécier les caractères. Après avoir lu la plupart des auteurs français et étrangers qui avaient écrit sur cette matière, mon étonnement fut extrême, de me trouver encore dans une incertitude plus grande que je ne l'étais auparavant, tant sur la cause que sur le siége et le traitement du choléra. Je mis alors en pratique les unes après les autres toutes les méthodes curatives indiquées dans les diverses monographies écrites sur ce sujet. Tantôt, ne voyant dans cette terrible affection qu'une irritation de l'estomac et des intestins (gastro-entérite), je m'attachais à la doctrine suivie par MM. *Broussais* et *Bouillaud*. Ainsi, les antiphlogistiques actifs, les dérivatifs violents, saignées, sangsues, sinapismes, vésicatoires, eau gommée, eau à la glace, et glace extérieurement, etc., ne furent point épargnés.

Le succès ne répondant point à mon attente, ou plutôt l'insuccès me désespérant, je me jetai dans une voie diamétralement opposée; je fis usage à haute dose des toniques fixes les plus énergiques; les frictions et embrocations alcooliques camphrées, le sulfate de quinine, les vins de Madère, Malaga, Xérès, Oporto, furent successivement employés. Triste déception! Cette méthode ne me réussit pas plus que la précédente. En dépit de cause, je recourus aux vomitifs et purgatifs actifs, aidés à l'extérieur de médicaments irritants. Ces contro-stimulants tant préconisés ne me réussirent nullement. J'abandonnai bien vite cette médication incendiaire; car je crois devoir avouer ingénument que les quelques cas de guérison opérés par les évacuants ont été dus moins à l'effet de mes remèdes que malgré mes remèdes. Il n'y a pas de spécifiques que je n'aie mis en usage, et toujours sans succès marqués et continus.

J'étais à la poursuite d'autres moyens curatifs, quand, atteint moi-même du fléau cholérique, je me vis entouré de la plupart de mes confrères qui me conseillèrent un traitement, chacun suivant son idée favorite. Mon inquiétude fut d'autant plus grande, qu'instruit du peu d'efficacité des méthodes connues jusqu'alors, je me voyais presque dans la nécessité d'en élire une quelconque. Dans le doute, je m'abstins, et je livrai à l'indulgente nature le soin de ma guérison ; mais elle aussi m'abandonna. Les coliques, les vomissements, la diarrhée cholérique, les crampes, le froid des extrémités supérieures et inférieures, etc., enfin tout le cortége cholérique se présenta. En proie à l'anxiété morale la plus affreuse, j'attendais avec impatience mon heure suprême, quand, par une de ces inspirations instinctives, je sollicitai, afin de mourir avec calme, une haute dose d'éther sulfurique mêlé à l'opium. Je pris, dans 64 grammes d'une infusion légère d'écorce d'orange, 4 grammes environ d'éther sulfurique (1 gros) équivalant à 200 gouttes ; j'y fis ajouter 20 centigrammes d'acétate de morphine (4 grains), et je bus le tout en une seule prise, livrant ainsi mon existence presque éteinte aux chances bien scabreuses du hasard.

Au bout d'une heure environ, plus ou moins, étant dans un état comateux (léthargique), je sentis une sorte de picotement général sur toute la surface du corps, semblable à celui qu'on éprouve localement lors de l'engourdissement d'un membre dans lequel la circulation momentanément arrêtée reparaît soudainement. Une chaleur véhémente intérieure se déclara, une sueur copieuse couvrit toute ma peau ; l'état de stupeur dans lequel j'étais plongé, quoique jouissant encore assez de mes fonctions intellectuelles pour m'en apercevoir, m'empêcha de manifester aux assistants ce que j'éprouvais. Les bras et les jambes, de froids et glacés, reprirent insensiblement leur chaleur naturelle ; la figure se colora, les yeux enfoncés dans leur orbite, de ternes qu'ils étaient, reprirent un peu d'éclat et se mouillèrent. Les selles fréquentes et abondantes auparavant, diminuèrent sensiblement. Revenu de cette espèce de cauchemar, avec un violent mal de tête, des vertiges, des éblouissements, un pouls grand et accéléré, une respiration courte et haletante, je me trouvai dans un état presque apoplectique, ou pour mieux dire dans une situation ressemblant assez à celle d'un homme ivre ; et afin de modérer cette forte réaction, je me fis de suite pratiquer une large saignée au bras (800 gram-

mes environ), et au moyen de cette émission sanguine , accompagnée d'autres soins hygiéniques
propres à ma position, la santé revint ; je pus re-
prendre l'exercice de ma profession et continuer
de voir des cholériques.

Plein d'espoir dans ce remède qui m'avait si mi-
raculeusement sauvé la vie , j'en fis l'essai sur mes
malades , et le modifiant rationnellement suivant
les circonstances , je puis assurer que ce médicament , joint à quelques autres auxiliaires , a été le
seul qui m'ait constamment réussi dans la majorité
des cas pour obtenir le plus promptement possible
une réaction heureuse (1).

Employant alors l'éther opiacé d'une manière
empirique, j'en ai cherché la raison physiologique.
C'est cette médication anticholérique que j'offre
aujourd'hui à la méditation de mes confrères et du
public en général.

Je demande pardon au lecteur de m'être si longtemps mis en jeu vis-à-vis de lui, cette observation
personnelle l'exigeait. Il ne me reste plus qu'une
seule remarque à faire au public : le remède que
j'emploie est de ceux qu'on appelle en médecine
remède héroïque. On ne pourra en faire usage que
sous la direction d'un médecin, au moins pour le
troisième degré cholérique. Je fais cette observation avec d'autant plus de plaisir, que, confiné dans

(1) Le choléra-morbus étant resté stationnaire à l'île de Guba, j'ai pu suivre
pendant dix ans mes observations sur cette maladie.

ma retraite de Montmorency, et n'exerçant plus la médecine d'une manière militante, le désir d'être utile a seul conduit ma plume, et si je n'ai pas atteint le but que je me proposais, j'aurai au moins fait tous mes efforts pour y arriver.

AVIS AU PEUPLE

SUR

LE CHOLERA-MORBUS ASIATIQUE.

ARTICLE PREMIER.

—

THÉORIE ET SIÉGE DU CHOLÉRA-MORBUS PROUVÉS PAR
L'APPRÉCIATION DE SES SYMPTÒMES.

Qu'est-ce que le choléra ?

> Pour traiter convenablement une maladie,
> il faut connaître non-seulement l'organe qui
> souffre, mais comment il souffre et pourquoi
> il souffre.

Tous les physiologistes (1) conviennent unanimement que les principes propres ou impropres à l'existence nous viennent du dehors ; et que soumis à l'empire général des agents qui l'environnent, l'homme lui-même ne peut s'y soustraire impunément. Tous sont d'accord que s'il ne tirait de l'atmosphère des fluides qui vont lui porter le mouvement ou la vie, car la vie c'est le mouvement,

(1) A la fin de l'ouvrage, page 52, je donne l'explication des mots qui pourraient embarrasser le lecteur non médecin.

et s'il n'introduisait dans le tube intestinal des substances qui par leur transformation vont donner au sang ses deux éléments constitutifs les plus essentiels, le *serum* et le *cruor*, il ne pourrait maintenir sa frêle existence, pas même deux minutes; preuve sans réplique que les agents terrestres forment la base de ses tissus. Eh bien! rien n'empêche de croire, l'analogie et l'expérience sont là pour nous le prouver, rien, dis-je, n'empêche de croire que parmi ces corps pondérables et impondérables, l'atmosphère ne charrie aussi quelquefois d'autres gaz très-subtils, non susceptibles d'analyse, et nuisibles à l'homme : telle est probablement la nature de l'agent cholérique. Car malheureusement, jusqu'aujourd'hui, les recherches les plus minutieuses des expérimentateurs ont complétement échoué pour découvrir la nature physique et chimique du corps vecteur du miasme toxique. Les médecins et les naturalistes les plus distingués regardent ce principe comme un fluide d'une nature hétérogène pour l'homme, et l'affection appelée *choléra*, comme un empoisonnement *miasmatique* : telle est aussi mon opinion, ma profession de foi étant faite.

Siége du choléra.

Je me demande de suite *quel est le siége primitif du choléra?* ou en d'autres termes, quelle est dans l'homme la fonction qui est la première atteinte de ce poison ? A cette seconde question, je réponds sans hésiter : *ce siége existe primitivement sur les organes digestifs et non ailleurs*, et parmi ces organes l'*estomac* et les *intestins* en sont plus spécialement affectés. En effet, si, dégagé de tout préjugé médical, on consulte l'observation sans aucune idée préconçue, n'est-il pas certain que l'affection cholérique commence par la diminution ou la perte de l'appétit, par une soif plus ou moins vive ; la langue, recouverte d'un enduit épais, est d'un jaune grisâtre, humide, blanchâtre et visqueuse, de la pesanteur et de l'embarras à la région de l'estomac (creux de l'estomac, épigastre) ; des gaz par haut et par bas (vents, éructations) se présentent promptement : des coliques légères se font sentir, un malaise général s'ensuit. A l'irrégularité et à la constipation succèdent des garde-robes jaunâtres ou noirâtres ; la tête devient sympathiquement lourde, et enfin des tranchées assez fortes et très-fatigantes pour le malade commencent par le tourmenter. Voilà, et personne ne pourra le nier, les principaux signes qui annoncent la présence de l'agent cholérique.

Eh bien ! que dirait un médecin auquel un malade accuserait ces symptômes hors du moment de l'épidémie du choléra ? Il se prononcerait de suite, en déclarant un *embarras gastrique* ou *une gastro-entérite commençante*. Il annoncerait que le mal gît dans l'estomac et les intestins, et lui appliquerait des remèdes analogues à son mal. N'est-il pas évident pour tout homme dégagé d'esprit de système, que le tube digestif est le vrai siége primitif de la maladie cholérique ? D'où provient, en effet, la perte de l'appétit ? où est son siége ? n'est-ce pas l'estomac ? Les vents, les coliques, la diarrhée, d'où viennent-ils, sinon évidemment du canal intestinal ? C'est donc lui qui le premier est atteint de l'influence cholérique. Le doute ne peut point exister, à moins qu'on ne ferme les yeux à l'évidence. Concluons donc, en tirant pour première conséquence, que les voies digestives sont celles où le choléra porte ses premières atteintes.

*Quels sont les tissus intestinaux attaqués par l'agent
cholérique?*

Tissus affectés.

Sachant que l'estomac et les intestins sont le siége primitif du miasme toxique, je me fais maintenant une autre
question, et je me demande quels sont les tissus organiques du système digestif lésés par le miasme du choléra,
ou en d'autres termes, quel est le mécanisme du dérangement gastro-intestinal; car pour traiter convenablement
une maladie, il faut connaître non-seulement l'organe qui
souffre, mais comment il souffre et pourquoi il souffre.

Tous les physiologistes pensent avec justice que les deux
grands moteurs de la vie sont : 1° le système nerveux,
2° le système circulatoire sanguin.

Le premier, comme conducteur du principe vital (le
fluide nerveux), préside à toutes les fonctions et en est le
régulateur. Le second, vecteur des agents matériels de la
nutrition, ne peut exercer ses actes que sous l'empire
de l'influence du premier.

Ces principes établis, je réponds : puisque la matière nerveuse, par le moyen du fluide nerveux, dirige toutes les fonctions de l'organisme, et qu'à l'autopsie des individus morts
du choléra on ne trouve aucune lésion physique sur la muqueuse gastro-intestinale, aucune trace d'un poison qui aurait agit en détruisant la cohésion des tissus membraneux,
force est à l'observateur de croire et de penser que l'agent
cholérique porte directement son action nuisible sur la
partie du système nerveux abdominal qui correspond à
l'estomac, aux intestins et aux vaisseaux absorbants chyli-

fères et lymphatiques (1). En effet, les symptômes qu'on observe dans le choléra corroborent cette opinion et nous donnent gain de cause.

Quel est le symptôme prédominant de l'affection cholérique, symptôme caractéristique de cette maladie, symptôme qui, s'il n'est arrêté à temps, conduit directement à l'extinction de l'individu? N'est-ce pas le *vomissement* et la *diarrhée séreuse?* Eh bien, voici le mécanisme de ce flux si dangereux :

Dans l'état physiologique, dans l'état purement normal, les vaisseaux absorbants chylifères et lymphatiques, conducteurs de la *lymphe* et du *chyle*, au moyen de l'influx nerveux, sont chargés de verser ces deux liquides dans la masse sanguine, et restituant ainsi continuellement au fluide sanguin sa partie aqueuse et fibrineuse (le *serum* et le *cruor*), que ce liquide perd incessamment en allant porter aux organes les matériaux de leur nutrition. Sachant, dis-je, que tel est l'état normal de cette fonction lorsque rien n'entrave son cours ordinaire, voyons maintenant ce qui arrive lorsque l'agent cholérique introduit dans le corps humain est porté sur l'estomac et les intestins par le moyen des aliments solides et liquides. La présence de ce corps excessivement subtil et probablement impondérable comme le fluide nerveux; sa présence, dis-je, loin de diriger l'action vitale nerveuse d'une manière conforme aux lois physiologiques, intervertit cette fonction, non-seulement en paralysant complétement ses actes, mais en imprimant aux fluides une route in-

(1) Tout le monde sait qu'à l'ouverture des cadavres d'individus morts de maladies nerveuses, on ne rencontre, pour ainsi dire, aucune trace ou vestige sensible de désorganisation.

verse et tout à fait opposée à celle qui leur était naturelle. C'est alors que le chyle et la lymphe, au lieu d'être absorbés et de suivre leur route ascendante vers les veines sous-clavières gauche et droite, refluant (par défaut de l'influx nerveux) d'une manière rétrograde sur la muqueuse de l'estomac et des intestins, viennent y porter le trouble et le désordre; celle-ci, surexcitée par ces fluides qui sont alors pour elle un corps étranger, réagit et expulse par haut et par bas ces substances devenues pour elle des matières hétérogènes.

Tirons donc pour seconde conclusion que l'agent cholérique, quelle que soit sa nature fluide ou liquide, animalcule, ou manque de proportion entre le fluide électrique et magnétique, etc., est un principe vénéneux qui agit directement sur le système nerveux gastro-intestinal (1), en détruisant son action normale, soit en se mêlant au fluide nerveux qu'il détériore, soit en agissant sur quelques ganglions du trisplanchnique ou nerf grand-sympathique.

Rôle du sang dans le choléra.

En supposant qu'on admette les deux solutions précédentes sur le siége primitif de l'agent cholérique et son action immédiate sur le système nerveux gastro-intestinal, une troisième question reste à résoudre.

Cette troisième question est celle-ci : Comment le dérangement des fonctions digestives donne-t-il lieu au trouble de la circulation sanguine, et par suite à l'anéantissement de toutes les autres fonctions, ou, en un seul mot, quel rôle joue le sang dans cette maladie?

(1) Le ganglion semi-lunaire, le plexus solaire et le coronaire.

Si l'on a bien compris les réflexions précédentes, il sera facile de deviner que le système nerveux dont le fluide doit diriger les fonctions de l'estomac et des intestins, étant paralysé dans son action, le sang ne recevant conséquemment plus la lymphe et le chyle que devaient lui apporter les vaisseaux lymphatiques et chylifères, le fluide sanguin, privé de ses parties constituantes les plus essentielles, le *sérum* et une partie de la *fibrine*, ce fluide, dis-je, n'étant plus révivifié par la présence de ses principes organiques constitutifs, continuant à perdre sa partie lymphatique en allant nourrir les organes et ne la recevant plus, il s'épaissit promptement, se concrète, reflue dans les gros troncs artériels et veineux, fuit ou stase d'une manière passive dans les vaisseaux capillaires; ceux-ci, vidés ou obstrués par un sang noir et coagulé, s'aplatissent sur eux-mêmes, perdent leur vitalité, et donnent lieu à tous les symptômes du choléra confirmé et algide.

Examinons sans aucune préoccupation, et basés sur l'observation et l'expérience, si les symptômes de la seconde et troisième période confirment notre opinion, et demandons-nous : Qu'arrive-t-il lorsqu'ils commencent à paraître ?

Le fluide sanguin uni au fluide nerveux étant, comme tout le monde le sait, et comme je ne peux trop le répéter, le *sine qua non* de l'existence des tissus (1) organiques, n'atteignant plus, à cause de son épaississement, le lieu destiné pour l'accomplissement de la nutrition des or-

---

(1) Produit de tous les fluides humains, le sang est, a dit le célèbre Bordeu, *la chair coulante;* c'est en lui que réside le principe moteur élémentair e qui plus tard doit former le *fluide nerveux.*

C'est dans le sang qu'est l'âme, a dit Moïse, ce législateur des juifs, « *anima omni carnis in sanguine* (LÉVITIQUE, chap. XVII, vers. 14.)

ganes, les fonctions se suppriment. La chose est naturelle, et il n'est pas besoin d'un grand effort de logique pour comprendre ce raisonnement; c'est alors qu'apparaît une autre série de symptômes, hideux, cadavériques, plus épouvantables à voir qu'horribles à décrire.

Les muscles n'étant plus dirigés par le fluide nerveux, n'obéissent plus à la volonté; des mouvements involontaires et légèrement convulsifs se déclarent (*crampes*).

Le *sang* formant stase dans les vaisseaux capillaires par défaut d'activité, la face devient rouge, puis violette et des ecchymoses ou taches bleuâtres se répandent sur tout le corps.

Le *sang* qui doit répandre uniformément la chaleur, n'arrivant plus dans les dernières ramifications sanguines, les pieds et les mains, le nez, la bouche, la langue, l'haleine même sont glacés, la *circulation sanguine presque arrêtée;* le pouls est faible, petit, et c'est souvent en vain qu'on le cherche. Les reins n'exécutent plus leurs fonctions, la vessie se vide; le foie ne sécrète plus de bile, et tous les organes en général cessent leurs actes vitaux.

La conclusion à tirer est donc bien simple. Si le sang est la cause de tous les effets que nous venons d'énumérer, il ne le doit pas à la présence directe de l'agent cholérique, mais uniquement à son épaississement par défaut de sa partie aqueuse. Il n'est donc qu'une cause secondaire de cette maladie. Cette vérité est palpable. Arrêtez le choléra à son début lorsqu'il n'a pas encore atteint les vaisseaux chyleux et lymphatiques absorbants du canal intestinal, vous ne verrez jamais le choléra avoir des suites fâcheuses, et le sang continuera à circuler comme auparavant. Preuve sans réplique qu'il n'a point été attaqué primitivement, mais seulement le tube digestif.

Maintenant que nous connaissons par l'analogie quelle est la nature du choléra, et que nous savons, par l'observation de ses effets, qu'il est un *poison miasmatique* fluide, se déposant directement sur l'estomac et les intestins ; que nous n'ignorons pas que le tissu attaqué spécialement dans les organes digestifs est la *matière nerveuse* gastro-intestinale, dont l'agent cholérique intervertit l'action vitale ; que nous savons enfin en quoi consiste le dérangement consécutif des autres fonctions : en deux mots, connaissant le siége primitif et secondaire de cette affection, passons de suite aux causes occasionnelles, et qualifions la maladie connue sous ce nom de choléra de *typhus nerveux gastro-intestinal*.

ARTICLE DEUXIÈME.

STATISTIQUE, CAUSES OCCASIONNELLES, MÉTHODE PRÉVENTIVE ET DIAGNOSTIC DU CHOLÉRA.

Sublata causa, tollitur effectus.

Statistique.

Une observation constante et suivie, en prenant le terme moyen, m'a confirmé que, dans une ville par exemple dont la population restante est de 100,000 âmes, on peut établir la statistique suivante de mortalité : 80,000 personnes n'éprouvent presque aucune atteinte de ce fléau ; c'est tout au plus si elles ressentent quelques vents et quelques digestions lentes, effets nuls et insignifiants qu'elles ne remarquent pas même. Sur les 20,000 restants 10,000 éprouvent quelques symptômes limités aux deux premiers degrés cholériques. (*Voy.* page 35, premier et second degré, art. *Traitement.*) La guérison en est extrêmement facile et n'exige que les soins de la méthode préventive ou hygiénique, quelques stimulants diffusibles légers, éthérés ou sans éther. Le chiffre de 10,000 âmes ou la dixième partie éprouve, il est vrai, des effets plus sérieux de l'épidémie cholérique, 8,000 sur les 10,000 seront atteints de symptômes déjà graves ; la diarrhée cholérique blanchâtre et séreuse existera , le sang circulera encore avec assez de régularité ; les autres fonctions s'accompliront encore assez normalement. Eh bien ! tous ou presque tous pourront encore guérir , s'ils s'y prennent à temps , c'est-à-dire s'ils n'ont point négligé cette diarrhée *insidieuse*. Il ne reste donc plus sur 100,000 âmes que 2,000, qui seront fatalement atteintes du choléra *confirmé* des auteurs , que j'appelle choléra avec épaississement presque complet du sang. La moitié de ces 2,000 personnes courent encore la chance, par un traitement rationnel, d'avoir une heureuse réaction, qui , bien soignée, les sauvera encore du péril. Enfin des 1,000 individus qui restent, un choléra foudroyant, prompt, précipité dans ses périodes, tombant sur eux comme un coup de foudre, leur chance de guérison est incertaine : cependant beaucoup peuvent encore en réchapper ; un tiers au moins. L'auteur de cet écrit est du nombre. Ce dernier degré de choléra, avec épaississement complet du sang, est extrêmement grave.

Causes occasionnelles du choléra.

Tout ce qui contribuera d'une manière directe ou indirecte à affaiblir, troubler ou neutraliser l'action vitale du fluide nerveux , et en particulier tout agent capable de diminuer l'action nerveuse de l'estomac et des intestins, sera une cause prédisposante et occasionnelle de l'invasion cholérique.

Ainsi, une mauvaise alimentation trop ou trop peu chargée en principes nourriciers ; l'abus , non l'usage très-modéré des liqueurs fortes, telles que le rhum, l'eau-de-vie, l'absinthe, etc.; l'habitation dans des chambres étroites non aérées; la malpropreté sur soi, la débauche, les *ribotes* journalières ou fréquentes, les mets trop épicés ou trop faibles en épices, la crainte du choléra, les passions dépressives, telles que chagrins, peines morales en général; tous les aliments indigestes, les vicissitudes atmosphériques, le passage subit du chaud au froid, de l'aisance à la pauvreté; les habitations sur les rives des lacs, étangs, et généralement près des grands cours d'eau; l'altération de l'air par la présence d'un trop grand nombre d'individus dans un endroit trop restreint pour les contenir; les maladies existantes avant l'invasion cholérique, spécialement celles qui affectent le système digestif, sont les principales causes occasionnelles de l'affection épidémique.

Méthode préventive.

Division en classes riches, moyennes, pauvres.

La société se divisant en diverses catégories, voici les conseils que je donne à chacune d'elles :

Classe riche.

1° Aux *riches*, je leur dirai : Fuyez (1) promptement

(1) Parmi les nombreux sites aussi variés qu'agréables qu'offrent les environs de la capitale, nous citerons particulièrement Montmorency qui, riche en principes vitaux et en souvenirs historiques, est aussi favorable au développement de la santé qu'au laisser-aller d'un vive imagination. Situé sur une colline au milieu de la belle vallée de ce nom et adossé à la forêt connue de tout Paris, distant de 20 kilomètres de cette grande ville, on peut y arriver en 25 minutes par le chemin de fer du Nord. Cette petite ville offre toutes les conditions requises pour que le choléra ne puisse jamais s'y développer.

l'endroit envahi par le choléra, et n'attendez pas qu'il vienne se loger dans vos organes digestifs, où il peut siéger quelques jours, quelques semaines à votre insu ; vous le porteriez alors avec vous partout où vous vous transporteriez, et malgré votre fuite inutile, il se déclarera partout où vous vous trouverez. Si le lieu de votre élection est un endroit dont les circonstances atmosphériques favorisent le développement cholérique, vous n'éviterez point le fléau, et vous infecterez ce nouveau lieu de votre résidence. Choisissez un pays élevé, bien aéré et bien boisé, et au moins distant de quinze à vingt kilomètres du lieu envahi. Vous élirez plutôt un hameau qu'un village, et ce dernier de préférence à une ville.

Je vous dirai aussi : Bannissez toute espèce de crainte qui quoique puérile peut devenir la cause de votre mort ; car de deux choses l'une : ou vous pensez qu'une fatale destinée entraîne le sort de tous les humains, ou par des croyances religieuses, vous avez confiance dans une providence ; en un mot, vous croyez en Dieu. Eh bien ! dans le premier cas, vos frayeurs sont inutiles ; dans le second, vous injuriez la Divinité par votre méfiance et vos craintes chimériques. Qui ne sait qu'une terreur panique a pour premier effet de déranger les fonctions digestives ? et de déterminer la diarrhée en affaiblissant la puissance nerveuse. C'est ce qui arrive aux poltrons lors du danger. Ayez donc confiance dans votre bonne étoile, et soyez bien convaincus que, dans ce bas monde, après avoir pris toutes les précautions que l'instinct de conservation commande et qu'une saine raison prescrit, nous ne pouvons échapper à notre sort lorsque l'heure est sonnée. Vos craintes et vos superstitieuses terreurs sont donc inutiles et ne servent qu'à augmenter votre prédisposition à contracter le fléau cholérique.

Durant tout le temps de l'épidémie, le séjour à la campagne, la tranquillité de l'âme, un exercice modéré et même un léger travail manuel sont nécessaires aux personnes toujours oisives. Ainsi donc occupez-vous au moins une heure par jour, ne serait-ce qu'à scier du bois; vous exciterez ainsi les organes de la digestion à agir avec régularité. Évitez de vous créer une faim factice par l'usage des boissons stimulantes dont l'effet immédiat est de disposer à l'absorption de l'agent cholérique. Changez votre manière de vivre, et ne faites pas du jour la nuit et de la nuit le jour, en vous enfermant dans un salon doré, mais méphytique par le trop grand nombre de personnes qu'il renferme (soirées).

Ces nuits passées au jeu, non-seulement affaiblissent le système nerveux, mais nuisent à tous les autres organes et disposent singulièrement à contracter le choléra. Que votre régime soit fortifiant sans être trop succulent : le bœuf, le veau, la volaille, quelques légers légumes, et le bon vin de Bordeaux de préférence au bourgogne doivent en former la base. Voilà à peu près à quoi se réduisent mes avis.

Classe moyenne.

2° Relativement aux personnes qui appartiennent à la moyenne classe, que l'on est convenu d'appeler les *bons bourgeois*, j'ai peu de chose à leur dire; leur régime est ordinairement très-bien organisé, leur vie toujours très-sobre et leur temps bien réglé, *in medio virtus*. Qu'ils continuent le pot-au-feu, la poule au riz ou le poulet rôti le dimanche, le veau, l'eau rougie, et souvent après le repas leur partie de dominos, l'indispensable demi-tasse de café accompagnée du petit verre, la promenade, ou l'exercice de leur commerce après dîner, le coucher à neuf ou dix heures, le lever de bon matin; qu'ils continuent, dis-je, de même pendant l'épidémie cholérique : bien certainement, si le choléra atteint quelques-uns d'entre eux, ils ne doivent en accuser que leur fatale prédisposition.

Classe pauvre.

3° Quant à la classe pauvre, je la diviserai en plusieurs sections : *les pauvres nécessiteux*, tels que les vieillards, les ouvriers sans travail, les artisans, les garçons laboureurs sans ouvrage, etc. A ceux-ci je leur dirai de chercher par tous les moyens honnêtes que la loi de conservation leur commande, d'éviter le régime débilitant dont la plupart abusent par nécessité; je recommande aux heureux du siècle, aux riches, aux bureaux de bienfaisance, aux sociétés charitables, de leur fournir les moyens de se procurer un peu de bon vin, de la viande, et en général tout ce qui peut fortifier leurs organes affaiblis par une nourriture trop peu substantielle et souvent malsaine; contrairement aux conseils que je donne aux riches, je dis à ceux-ci : Stimulez votre corps émacié par la disette d'aliments nourriciers; au lieu qu'aux autres je leur enjoins d'affaiblir leurs organes trop pléthoriques et trop bien nourris.

Je range aussi les ouvriers en deux classes; dans la première, je place les hommes sobres, rangés, travailleurs, et dans la seconde, les paresseux et les individus abandonnés aux vices les plus crapuleux.

Aux premiers, je leur conseille de suivre paisiblement

leur profession, sans même s'inquiéter si le choléra existe.
Ils auront soin de bien aérer leurs habitations, d'éviter les
endroits humides , de s'abstenir de fumer, afin d'employer
cette somme à augmenter la quantité de viande fraîche
qu'ils mangeront le plus souvent possible, comme le meil-
leur fortifiant, joint à un peu de bon vin. Ils mettront tous
les jours à l'air leurs draps de lit et couvertures ; ils ven-
tileront leurs appartements, surtout à l'heure de midi ; ils
éviteront les courants d'air et le passage subit du chaud
au froid. Si quelques-uns d'entre eux , soit par état, ou
accidentellement, reçoivent la pluie, mouillent leurs vête-
ments, il faudra de suite en rentrant à leur domicile changer de linge et boire un verre de vin chaud sucré.

Aux seconds, à ces hommes qui se vautrent dans la
fange des excès et dans tous les vices qui en sont les
compagnons inséparables, tels que l'ivrognerie, le liberti-
nage de toute espèce, je n'ai qu'un mot à dire, c'est de
changer de conduite ; s'ils veulent courir les chances de
vivre ; car atteints du choléra, il est rare qu'ils s'en réchap-
pent. Je puis assurer par expérience que cette classe forme
au moins les deux tiers de la mortalité ; j'en ai vu plusieurs
qui n'ont survécu à l'invasion cholérique que deux ou trois
heures, et mourir d'un choléra foudroyant, passant en
quelques instants de la santé à la dernière période de ce
terrible fléau.

Je conseille en outre à tous les individus , à quelque
classe qu'ils appartiennent, de prendre le soir, en se couchant, une légère infusion de mélisse très-chaude et de
bien se couvrir, afin d'exciter la transpiration cutanée et
d'éveiller la force digestive.

Diagnostic du choléra.

Diagnostiquer une maladie, c'est établir la différence existante avec d'autres affections qu'il serait facile de confondre avec elle. Le choléra-morbus asiatique, une fois observé, se reconnaîtra bien facilement ; ses caractères sont si tranchés qu'il est presque impossible de se méprendre. Cependant quelques personnes, et surtout les gens du monde, pourraient encore se tromper ; c'est principalement pour eux que j'écris cet article.

Un symptôme tout spécial à l'affection cholérique, et précurseur de la gravité de cette maladie, est, avons-nous dit ailleurs, *le flux blanchâtre* semblable à *du petit-lait troublé*. Ce caractère tout particulier à cette maladie, et qui en est, comme disent les médecins, le signe *pathognomonique*, n'existe, que je sache du moins, dans aucune autre lésion.

L'empoisonnement par les champignons et par l'acide prussique, empoisonnement qui offre assez de similitude avec le choléra, ne présente jamais ce caractère : je veux dire *la diarrhée blanchâtre spéciale au choléra*, qui par l'effet toxique de ces deux substances est toujours bilieuse, glaireuse ou sanguinolente.

On ne pourra non plus confondre le choléra avec la dyssenterie aiguë ou chronique. Cette affection intestinale s'accompagne toujours de stries sanguinolentes et le flux ressemble assez bien à de l'eau rougie par un peu de sang. Il en sera de même pour la *diarrhée* ordinaire, dont les matières glaireuses ou bilieuses ne dégénèrent jamais en un fluide semblable à celui du choléra. On pourrait aussi le confondre avec une indigestion ; cette erreur disparaîtra aussi par la même raison. L'indigestion se manifeste toujours après un repas; les matières vomies sont les aliments mal digérés ; la diarrhée qui les accompagne est souvent bilieuse et jamais blanchâtre; et quoique le choléra soit souvent déterminé par une indigestion, on ne s'y méprendra pas, car dans celle-ci le bien-être reparaît après l'expulsion des matières non digérées, tandis que dans l'affection cholérique, la diarrhée suit son cours, ne s'arrête pas, et donne bien vite lieu à d'autres symptômes qu'on ne voit jamais dans l'indigestion. L'*asphyxie* présente quelquefois les signes propres à la dernière période cholérique : les lèvres sont violettes, quelques taches bleuâtres apparaissent aussi sur le corps; mais en considérant cette maladie avec attention, on verra que, contrairement au poison cholérique, la peau est lisse, ferme, tandis que dans l'affection qui nous occupe, tout le corps est maigri, ridé, plombé et lâche.

Cette maladie ne pourra non plus être confondue avec une inflammation d'intestins ni avec la péritonite. Dans ces lésions, il existe de la fièvre, la langue est rouge, le ventre tendu; les vomissements bilieux ou glaireux n'offrent point le caractère cholérique. Je ne pense pas qu'on puisse commettre d'autres erreurs et prendre d'autres maladies pour le choléra. Je passe de suite au traitement de cette affection.

ARTICLE TROISIÈME.

TRAITEMENT EN GÉNÉRAL ET SYMPTOMES DU CHOLÉRA-MORBUS ASIATIQUE.

> Naturam morborum ostendit curatio.
> HIPPOCRATE.

Si mon but en écrivant cet opuscule eût été de livrer au public un traité didactique sur la maladie qui nous occupe, avant de parler du traitement du choléra, j'aurais commencé par indiquer tous les autres moyens curatifs contraires au mien. J'aurais fait ressortir les avantages de la méthode qui se rapproche le plus de celle que j'emploie : par exemple, j'aurais cité en ma faveur le traitement anglais dont l'opium fait la base (1); j'aurais cherché à démontrer par des raisons péremptoires l'erreur des médecins qui pensent que le choléra-morbus n'est qu'une inflammation de l'estomac et des intestins, et dont les

(1) Dans les instructions (*Union médicale*, n° 123) qu'a publiées la commission sanitaire de Dublin, on trouve des détails minutieux sur la manière d'organiser les secours à domicile. On conseille au médecin de garde de se munir d'une boîte de médicaments lorsqu'il se transporte chez le malade, afin de ne point perdre inutilement le temps bien précieux pour le traitement du choléra. Cette boîte, très-petite d'ailleurs, devra renfermer les paquets soigneusement étiquetés, contenant les uns du carbonate d'ammoniaque : 1° du *pulvis cretæ cum opio*, carbonate de magnésie avec l'opium ; 2° des pilules d'opium et de gingembre ; 3° des pilules d'opium et de calomel ; 4° des fioles contenant de la teinture d'opium, de l'*éther*, de la teinture de ratanhia et de créosote, etc.

conséquences sont si funestes pour le traitement de cette maladie ; j'aurais pu aussi combattre l'opinion de ceux qui croient à l'empoisonnement direct et primitif de l'agent cholérique sur le fluide sanguin, sans faire aucune attention que les symptômes primitifs de cette maladie existent constamment sur les voies digestives, bien avant que la circulation sanguine n'ait reçu aucune influence du poison miasmatique, comme nous l'avons prouvé (art. 1er, p. 42 et suiv.). J'aurais aussi parlé des expériences encore incertaines faites en Angleterre pour le traitement du choléra par le *chloroforme*. Sachant que la nature de l'affection cholérique nous est à peu près inconnue ; sachant que la science, jusqu'à ce jour, n'a pu constater son existence, que comme un miasme transportable et susceptible de passer d'un individu à un autre, j'aurais cherché à prouver combien est vaine et gratuite l'opinion des personnes qui prennent pour base de leur traitement l'*acidité* d'un principe dont l'existence est à peine reconnue (1).

(1) Deux brochures viennent de paraître. L'une intitulée : *Le choléra-morbus*, par A. *Pauwels*, ancien député, est évidemment l'œuvre d'un homme qui n'est point initié aux sciences médicales ; je rends hommage à ses bonnes intentions, mais je ne puis m'empêcher d'avertir le public combien sont hasardeuses les théories dont l'expérience ne forme pas la base. M. *Pauwels* pense que parce que les douze cents employés à Monfaucon, les vidangeurs de Paris, ainsi que les ouvriers travaillant les produits chimiques ammoniacaux, ont été exempts de l'affection cholérique, il doit s'ensuivre que le principe alcalin ammoniacal préserve ou neutralise le venin du choléra. Cette conséquence n'est ni logique ni prouvée par des observations constantes en médecine. D'après ce principe, il faudrait aussi conclure que les bijoutiers, parfumeurs, marchands de nouveautés, etc., habitant le Palais-National (ci-devant Royal), recèlent dans leurs établissements un principe anticholérique, car les relevés de la statistique de mortalité de Paris constatent qu'aucun individu du Palais-National n'a été attaqué du choléra ; et certainement il n'existe pas dans cet endroit de Paris ni vidangeurs ni fabriques de produits ammoniacaux. Et d'ailleurs cette théorie est contredite par l'expérience ; l'ammoniaque seule a été vai-

Mais ne voulant dans ce léger travail que constater l'efficacité d'un remède anticholérique dont l'expérience m'a
prouvé la bonté, je ne mentionnerai pas même les autres
moyens curatifs employés par mes confrères : on peut les
consulter, leurs ouvrages sont nombreux (1). Le poison
du choléra étant, comme nous le croyons avec les obser-
vateurs les plus célèbres, un miasme délétère, un corps
éminemment toxique, un vrai poison agissant d'abord sur
le système nerveux de l'estomac et des intestins, dont les
conséquences sont l'épaississement du sang; le problème
à résoudre est celui-ci : *Trouver, parmi les corps de
la nature, un autre corps dont l'action immédiate serait
de détruire, expulser ou neutraliser l'agent toxique
qui forme la base du choléra*, avec la certitude cependant
que ce corps dont la rencontre serait si utile à l'huma-
nité, ne portât point son influx délétère sur tout l'organisme au détriment de l'individu, mais agît uniquement

nement employée pour la guérison du choléra. Ce système conduirait directement et fatalement au tombeau les individus atteints de cette maladie;
car, en leur faisant perdre un temps précieux, ils négligeraient l'emploi
d'autres moyens plus efficaces.

Le second ouvrage est d'un médecin praticien, M. *Verdé de l'Isle.
Traité théorique et pratique du choléra-morbus*. Cet auteur, croyant
à l'acidité du principe cholérique, préconise aussi les ammoniacaux comme
spécifiques: je m'abstiens de toute critique, car de suite j'avertis que
M. *Verdé de l'Isle*, dans le cours de son ouvrage, non-seulement prescrit peu
les alcalis, mais ses principales recettes contiennent pour base le *laudanum
liquide de Sydenham* à une assez forte dose, trente gouttes par potion. Je
ne doute pas que l'auteur de cette brochure n'obtienne du succès dans la
cholérine surtout, avec cette méthode curative que j'approuve pleinement,
et son succès serait encore plus complet s'il essayait l'éther opiacé.

(1) Les personnes qui désireront en connaître les principaux traités écrits
sur cette matière peuvent se procurer les ouvrages de MM. Bouillaud, Del-
pech, Boisseau, Broussais, Roche, Auzoux, Larrey, Kéraudren, Foy, Du-
puytren, Roche, Bousquet, Cayol, Gaultier, Desruelles, Scoutetten,
Esquirol, Halphen, etc.

sur la matière de l'intoxication. En un mot, il faudrait, pour la guérison de cette maladie, opposer *poison à poison*. En attendant cette heureuse découverte, l'expérience de plusieurs années m'ayant démontré d'une manière non équivoque que l'éther sulfurique à dose très-élevée (1), et uni à l'acétate de morphine, guérissait constamment le choléra lorsque celui-ci était limité aux organes digestifs, et presque toujours lorsque déjà le sang participant de l'affection cholérique, était déjà épaissi par l'absence de la partie aqueuse. Fort de mes observations, j'ai cherché à connaître la cause du succès de ce médicament. Je ne puis l'offrir que comme hypothèse. On ne peut tout expliquer dans la nature ; la vaccine préserve de la petite vérole, les préparations de quinquina coupent les fièvres intermittentes, le mercure guérit les maux vénériens, et pourquoi ? Nous l'ignorons. Cependant, je crois : 1° que l'éther

(1) Je n'ignore pas que quelques médecins ont employé l'éther sulfurique pour le traitement du choléra, la *Gazette des Hôpitaux* en fait mention, mais en général ils ont été trop timides dans son usage.

Les mémoires de la Société royale de médecine pour l'année 1779 font mention, pour prouver l'innocuité de l'éther, du célèbre chimiste *Bucquet*, qui, pour calmer des coliques violentes, prenait des doses très-fortes d'éther sulfurique, et il lui est arrivé d'en prendre jusqu'à une pinte par jour ; il avait recours à ce moyen comme le seul efficace pour calmer les douleurs. Ayant continué pendant plusieurs années l'usage de ce médicament à haute dose, le seul qui pût le soulager, et quoique ayant succombé par l'effet de cette maladie, à l'ouverture de son cadavre on a trouvé que l'intestin colon squirreux avait été la cause de ses douleurs et qu'il n'avait dû le calme de ses maux qu'à l'éther dont l'innocuité à dose élevée a été constatée ; et si à l'autopsie on a trouvé quelques traces inflammatoires dans les autres intestins non atteints de la maladie, le rapport ajoute que ces vestiges d'inflammation sont autant dus aux effets consécutifs de l'état squirreux du colon qu'à l'abus journalier que faisait ce chimiste de l'éther sulfurique. Cette observation prouve que les accidents inflammatoires ne sont point à craindre par l'action de l'éther, et qu'un abus pour ainsi dire continuel de ce médicament pourrait seul les développer. Qui ignore que Broussais n'était jamais plus éloquent que lorsqu'il avait pris une haute dose d'éther ?

sulfurique à haute dose agit non-seulement comme un stimulant très-diffusible portant la chaleur et l'animation dans
toutes les parties qu'il traverse , et c'est ainsi qu'il déter-
mine , par sa propagation dans tous les organes , l'activité
de la circulation générale et l'augmentation des exhala-
tions, et surtout celle de la transpiration cutanée , favorise
et fortifie ainsi l'action du principe vital (le fluide nerveux)
dont tous les efforts visent à l'élimination du miasme cholérique ; 2° je pense aussi que l'éther en soustrayant inté-
rieurement du calorique animal afin de se volatiliser , peut
aussi, et l'hypothèse est admissible, enlever et expulser l'a-
gent cholérique qui paraît avoir de la tendance pour ce
corps impondérable, car l'expérience prouve qu'il ne sévit
avec violence qu'à un degré de chaleur assez élevé ; les
épidémies meurtrières qui ont ravagé les tropiques des
deux hémisphères parlent assez d'elles-mêmes en faveur
de mon opinion. Et d'ailleurs c'est aussi à ce titre et
comme stimulant actif diffusible que ce remède a toujours
été employé dans les affections typhoïdes toujours accompagnées de mouvements irréguliers du système nerveux ;
3° j'ai remarqué, en outre, qu'aussitôt que j'obtiens de
mes malades un sommeil tranquille et paisible , pendant
tout le temps que dure cet état, la diarrhée cholérique
diminue sensiblement, et par l'usage rationnel de l'éther
opiacé elle disparaît entièrement : c'est alors que se présente la réaction qu'il faut observer avec beaucoup de
soin. Je n'en dirai pas davantage sur ce sujet, en cons-
tatant les bons effets de l'éther sulfurique opiacé, je n'en
ai donné la raison physiologique qu'avec réserve et comme
une hypothèse fondée sur une multitude d'observations.

Traitement curatif spécial.

Vrai Protée, l'affection cholérique offre autant de formes que d'individus atteints; chez les uns, elle parcourt ses périodes avec une rapidité étonnante. Quelquefois deux, trois, quatre, cinq ou six heures suffisent pour son développement; d'autres fois, deux, trois, cinq ou six jours sont nécessaires. Enfin, le choléra existe souvent à l'état de cholérine légère sans que les malades s'en aperçoivent. Pour mettre de l'ordre dans la partie la plus essentielle de ce petit traité, j'envisagerai le *typhus nerveux gastro-intestinal ou choléra* comme présentant trois degrés principaux :

1° Dans le premier, je traiterai de cette maladie lors de l'introduction du miasme dans le corps humain , mais limité aux organes digestifs (gastro-intestinaux), à l'estomac et aux intestins. Il se composera de trois formes différentes.

2° Le second degré comprendra le traitement du choléra après l'introduction du miasme, mais lorsque déjà le sang commençant à être dépouillé de sa partie aqueuse ou séreuse, circule encore dans les vaisseaux capillaires sanguins, mais avec peine; la nutrition s'accomplit alors imparfaitement. Il n'existe qu'une forme unique. (Cholérine.)

3° Dans le troisième degré, je parlerai de la période cholérique, lorsque le sang, déjà privé en tout ou en partie de sa sérosité, ne marche plus dans les vaisseaux capillaires, et retiré dans les gros troncs artériels et veineux, son épaississement gélatineux l'empêche de porter les matériaux de la vie à tous les organes : *choléra confirmé, état algide.*

Je traiterai à la suite de chaque degré des moyens à employer lors du retour de la lymphe dans le sang, et du rétablissement des fonctions ou de la *réaction*.

PREMIER DEGRÉ.

Traitement du choléra-morbus limité aux organes digestifs.

Le vieil adage *principiis obsta sero medicina paratur*, si souvent employé au moral, doit être pris à la lettre lorsqu'il s'agit du choléra. Il est avéré que si on ne remédie pas de suite aux progrès de ce mal, on court les chances d'une guérison incertaine, douteuse, et quelquefois même impossible. Le médecin fera alors entendre et prononcera ce fameux mot : *Il est trop tard*. Je ne puis donc trop engager les personnes soumises à l'influence cholérique, de se hâter de se soigner aussitôt qu'apparaîtra un symptôme quelconque ; on ne peut, dans ce cas, assez s'écouter ; il vaudra mieux passer pour trop méticuleux que téméraire. Ce degré offre trois formes principales.

Première forme.

Les personnes attaquées de la première forme ne ressentent que de légers changements dans leur digestion ; elles s'étonnent de remarquer qu'elle est plus longue que de coutume. Les garde-robes deviennent moins régulières, tantôt il y a constipation, tantôt relâchement ; à peine ont-elles mangé qu'elles ressentent des vents et des bruissements intestinaux insolites, des éructations acides et désagréables les fatiguent, leur appétit se soutient assez, toutes les fonctions s'exécutent encore régulièrement, et elles passent ainsi le temps de l'épidémie sans en ressentir d'autres effets.

Pour tout traitement, je conseille à cette catégorie de la société qui n'éprouve pas d'autres inconvénients, et heureusement c'est le plus grand nombre, de suivre simplement les conseils établis à l'article du traitement préventif, page 22. De plus, on diminuera la quantité d'aliments pris à chaque repas, afin que moins chargé, l'estomac puisse exécuter ses fonctions aussi bien qu'avant l'épidémie. Les individus attaqués aussi légèrement conserveront leur mode habituel de vivre, avec une simple diminution dans le boire et le manger, et prendront tous les soirs, en se couchant, une légère infusion de menthe ou d'écorce d'orange, sans s'inquiéter aucunement de l'épidémie.

Seconde forme.

Si aux symptômes énoncés viennent se joindre la douleur de tête, quelques légers vertiges semblables à des défaillances, une espèce de tiraillement déjà pénible au creux de l'estomac (épigastre); si la soif, sans être encore très-vive, devient un besoin plus pressant; si l'appétit diminue et que la langue soit chargée d'un mucus blanc ou jaunâtre; si le goût devient obtus et semble s'émousser, et que les aliments paraissent ne plus avoir leur sapidité ordinaire, et qu'à ces symptômes se joignent une lassitude et une pesanteur générales inaccoutumées, ou une disposition presque invincible au repos. Oh! alors, cet état existant, les malades commenceront à le considérer comme déjà assez sérieux pour y apporter quelque attention; ils se mettront de suite à un régime adoucissant; ils diminueront de beaucoup leurs aliments, sans cependant garder encore une diète complète; ils éviteront toutes les substances qui exigent déjà des efforts digestifs, et, se tenant en expectation, leur régime consistera en quelques légères panades liquides et faites au maigre, quelques œufs à la coque et quelques légers bouillons composeront leur diète. L'eau rougie ou l'eau pure sera leur boisson; ils pourront y ajouter un morceau de pain grillé, afin de former une tisane qui, sous le nom d'*eau panée*, est légèrement astringente; ils suivront exactement les conseils relatifs à leur position, que je donne à l'article *Méthode préventive*, p. 22. Ils auront grand soin d'éviter toute espèce de vomitifs et de purgatifs, que de bonnes commères ne manqueront pas de leur indiquer; ils se tiendront très-chaudement en hiver et même au printemps; ils garderont la chambre, éviteront toute sorte d'humidité, ne feront pas mal, pour peu que ces symptômes augmentent, de garder le lit, et se tiendront à la diète du bouillon de veau, afin de ne pas donner d'empire à l'agent cholérique. Le soir et le matin, ils prendront quinze à vingt gouttes de l'éther opiacé n° 1 (*voy.* p. 49), dans une demi-tasse d'une légère infusion d'écorce d'orange ou de menthe poivrée (1).

Troisième forme.

Lorsque cette forme se présentera, soit qu'elle n'ait pas été précédée des deux autres, soit que les symptômes en aient existé sans que le malade s'en soit aperçu ou qu'il n'en ait fait aucun cas, voici à quoi on la *reconnaîtra*. Une légère diarrhée, composée des matières fécales noires et durcies par la constipation se présente la première; puis les selles deviennent liquides, noirâtres ou jaunâtres,

---

(1) Pour plus de renseignement, voyez *La confection et l'indication des moyens curatifs.* p. 48, art. 5.

et ne sont accompagnées d'aucune douleur, ni tranchées. Les malades, après chaque garde-robe, ressentent même un peu de soulagement. La bile s'en va, comme disent les individus étreints dans les replis trompeurs de ce serpent qui déjà a pénétré dans leur sein, et pleins d'une douce confiance dans cette diarrhée insidieuse, bien loin de s'en inquiéter, ils la favorisent, et donnent de l'activité à l'agent cholérique par d'abondantes libations et des aliments plus fortifiants que de coutume. Triste déception ! au moment où ils y pensent le moins, cette évacuation peut changer de caractère, et le repentir arrive trop tard.

Donc aussitôt que la diarrhée, quoique non blanchâtre encore, se sera déclarée, qu'on la considère de suite avec la plus scrupuleuse attention, et qu'on cherche à la faire disparaître avec la plus grande promptitude ; la guérison en est encore facile.

Le malade gardera le lit, il observera une diète assez sévère, il évitera toute espèce d'aliments relâchants, et à plus forte raison toute sorte de purgatifs, même les plus innocents ; son régime se composera de quelques légers potages au gras, il ne boira pour tisane que de l'eau sucrée froide et à la fleur d'oranger, et prenant les précautions de la forme précédente, il se tiendra chaudement afin de favoriser la transpiration cutanée insensible, il évitera toute espèce de lavements de quelque nature qu'ils soient ; pour tout médicament, il se fera des frictions sur le ventre avec l'huile opiacée n° 6. La quantité d'une cuillerée suffira pour chaque embrocation et se répétera de quatre heures en quatre heures. Le soir et le matin, il aura soin de ne pas négliger de prendre vingt-cinq à trente gouttes d'éther opiacé du n° 1 : de cette manière, il arrêtera la marche ascendante du choléra ; et si, malgré ces remèdes, les symptômes du second degré se présentent, c'est-à-dire si la diarrhée change de caractère et devient blanchâtre, séreuse, il faudra suivre la méthode de l'article suivant :

SECOND DEGRÉ.

Comprenant la période du choléra lorsque déjà le sang ne recevant plus qu'en partie la lymphe, circule déjà avec peine dans ses vaisseaux sanguins.

Forme unique.

Ce second degré du choléra est celui que la plupart des auteurs appellent *cholérine*. Cette forme est déjà un choléra avancé, puisque le sang ayant commencé à ne plus recevoir sa partie aqueuse, circule déjà avec peine dans les vaisseaux capillaires, quoique toutes les fonctions s'accomplissent encore avec assez de régularité

Lorsqu'on n'aura pas arrêté à temps les trois formes précédentes, ou qu'on aura négligé de les soigner, et même de les observer, les vomissements se présenteront, la diarrhée de jaunâtre deviendra blanchâtre, le sang se dépouillant de son *sérum*, les vaisseaux chylifères et les absorbants lymphatiques transporteront encore une partie du chyle et de la lymphe dans le sang, mais affaiblis par l'agent cholérique, une portion de ces liquides refoulant sur l'estomac et les intestins ; c'est alors qu'apparaissent les vomissements et déjections alvines tout à fait aqueux ; ce liquide est troublé, semblable à du petit-lait, ou bien, comme tous les médecins l'ont observé, à de l'eau de riz dans laquelle nageraient les débris du riz lui-même : on remarque sur la surface de cette sérosité des flocons albumineux et comme cotonneux, ils ne sont autre chose que la partie fibrineuse du chyle qui devait se rendre dans le

sang pour former son cruor; les selles s'échappent souvent involontairement à l'insu du patient; (les jets en sont
si violents que les assistants se figurent que le malade
urine, elles sont sans fétidité); leur odeur est celle de la
lymphe et du chyle comme je m'en suis convaincu par diverses expériences et surtout à l'ouverture des cadavres.

M. T. H. le Masson a donné le premier à cet état le nom
de *cholérine* (1), il en fait une description très-juste, et
considère cette affection comme une névrose de la muqueuse digestive; il s'est approché le premier de la vérité :
« Chaque fois, dit-il, que le malade boit une autre tisane
qu'une liqueur opiacée, les vomissements redoublent.
Lorsque ce degré est arrivé, il faudra agir avec vigueur
et ne pas perdre un seul instant, tout moment est précieux
alors; » c'est pour avoir négligé ou maltraité une simple
diarrhée, dit M. *Bouillaud* (2), qu'une foule de personnes
ont été plus tard frappées d'un choléra intense, auquel un
si grand nombre d'elles ont succombé; nous ajouterons que
cet auteur, duquel je diffère sur la nature du choléra, n'a
cependant pas oublié, dans le traitement de cette affection,
les juleps gommeux avec addition de laudanum ; et j'assure
même que tous les praticiens en général ont tous employé
les préparations d'opium et ne doivent leur succès qu'à
cette méthode : les uns ont été trop timides, et d'autres
trop téméraires.

Aussitôt donc que la cholérine sera reconnue et constatée, le traitement consistera dans la diète la plus sévère,
le venin cholérique ayant déjà paralysé les organes diges-

(1) Voyez le *Journal hebdomadaire*, année 1832.
(2) *Traité pratique, théorique et statistique du choléra-morbus*, 1832,
p. 319.

tifs, et imprimé au système nerveux son action *typhoïde*. Les aliments ne serviraient qu'à donner de la force à la maladie sans en donner au malade. On évitera soigneusement, comme dans les formes antérieures, toute espèce de médicaments relâchants. On tiendra chaudement le malade entre deux couvertures; il fera usage d'eau fraîche qu'il désire avec ardeur, ou d'eau panée; on lui fera d'heure en heure quelques applications d'un linge trempé dans l'eau chaude sinapisée (n° 5, page 50), jusqu'à produire la rougeur de la peau, en évitant qu'elle soit trop bouillante, car alors ces applications détermineraient le soulèvement de l'épiderme et feraient l'effet d'un vésicatoire. Elles seront pratiquées sur les jambes, les bras, les mollets, la partie interne des cuisses et le long de la colonne vertébrale; des cruchons d'eau très-chaude seront continuellement mis à la plante des pieds, et les mains seront trempées dans l'eau sinapisée. On fera en outre des frictions sèches avec la main ou des flanelles chaudes sur toute la surface du corps, ainsi que des embrocations huileuses (n° 6) sur le ventre et à l'endroit des crampes. Toutes les heures on donnera au malade 60 gouttes de l'éther opiacé (n° 2) pendant quatre ou cinq heures; puis observant l'effet produit par ce médicament, on agira en conséquence. Si les symptômes de la réaction ou le retour des fonctions à leur état ordinaire se présentent, on agira comme il est dit plus bas (*Traitement de la réaction*). Si, au contraire, la diarrhée continue, on suivra les 60 gouttes d'éther, mais de trois heures en trois heures et pendant six heures. On ne réveillera pas le malade si le sommeil s'empare de lui, pas même pour lui donner de l'éther, car alors le but sera atteint.

Traitement de la réaction de ce degré. — Ordinairement la réaction à ce degré ne se présente pas encore accompagnée de symptômes inflammatoires ; cependant il sera prudent, pour peu que la figure soit colorée, les yeux injectés, de pratiquer une saignée de 120 à 180 grammes de sang (de 4 à 6 onces), ou bien on appliquera trois ou quatre ventouses scarifiées derrière le cou, à la nuque, ou des sangsues à l'anus et derrière les oreilles. On donnera quelques tisanes adoucissantes, telles que les infusions de mauve, violette, édulcorées avec le sirop de coing (n° 7) ; et si la diarrhée, après avoir presque disparu, revenait encore, on aurait recours à de légères doses d'éther opiacé (n° 1) ; 8 à 10 gouttes toutes les heures suffisent pendant cinq ou six heures pour produire le sommeil. Enfin le médecin se dirigera alors suivant les circonstances, suivant l'âge, le sexe, le tempérament, la saison et les maladies antérieures.

TROISIÈME DEGRÉ

Comprenant la période cholérique, lorsque le sang déjà privé de sa partie aqueuse ne circule plus qu'avec peine, et lorsque déjà refoulé dans les gros vaisseaux artériels et veineux, son épaississement comme gélatineux l'empêche de porter les matériaux de la nutrition aux organes.

Forme unique.

Ce degré ne comprend qu'une forme qui va rapidement en augmentant, si on n'a pas eu le bonheur d'arrêter les symptômes du degré précédent.

Cette période s'annonce par la continuation des vomissements et de la diarrhée, qui devient plus séreuse et quelquefois rougeâtrre et sanguinolente ; la stase du sang dans les vaisseaux capillaires ; des crampes se font sentir dans toutes les parties du corps, et plus spécialement aux orteils, mollets, et aux muscles du bas-ventre; les malades sont livrés à une anxiété morale affreuse, la poitrine semble être opprimée et resserrée, la voix commence à changer de timbre, la chaleur de la peau s'affaiblit, surtout aux extrémités; la figure, de rouge devient violette, hâve, plombée, et maigrit considérablement; puis apparaissent les symptômes suivants : les yeux s'enfoncent et sont cerclés d'une auréole noirâtre, les paupières sont douloureuses et rougeâtres, les pieds et les mains, le pourtour des ongles sont violacés, la peau se ride, spécialement aux mains, qui paraissent avoir été plongées longtemps dans l'eau chaude; les extrémités, la langue, l'haleine même sont glacées; la voix devient rauque et avec un timbre particulier au choléra; le pouls, petit, concentré, se cherche souvent en vain; l'urine se supprime, la sécrétion biliaire de même; les malades s'agitent, cherchant, disent-ils, l'air qui semble leur manquer; le ventre se contracte, et le corps se forme quelquefois comme en une espèce de boule, et souvent la mort vient terminer cette scène de douleurs.

Lorsque le malade en est arrivé à ce point, le médecin doit autant compter sur la force du principe vital que sur ses remèdes.

Pour obtenir une heureuse réaction, il faut dans ce degré de la maladie, connu par les auteurs sous le nom de choléra *confirmé* et de choléra à l'état *algide* asphyxique, employer les moyens indiqués dans la période antérieure, la *cholérine;* seulement ils seront plus actifs et à plus haute dose; l'éther se donnera à la dose de 100 gouttes (n° 2) toutes les deux heures, et durant quatre heures; l'eau fraîche à la glace, et édulcorée avec le sirop d'éther, sera la boisson ou tisane du malade; on fera les frictions huilées et opiacées comme à l'article précédent. Si l'état empire, et que la prostration ou le collapsus menace d'envahir le patient, on continuera incessamment les frictions sèches et opiacées; on donnera au malade, en dépit de cause, 200 à 300 gouttes de l'éther n° 3, en répétant ainsi cette dose, suivant les circonstances, jusqu'à ce qu'arrive la réaction; et si on a le bonheur de l'obtenir, on la soignera selon les symptômes qu'elle présentera; la main d'un médecin habile et expérimenté peut seule, dans cette circonstance, modérer, exciter ou affaiblir les symptômes réactifs à doses très-élevées; mais je recommande particulièrement l'éther n° 3. Sans craindre ses effets stimulants, on donnera pour boisson l'eau sucrée avec le sirop d'éther, de coings ou de ratanhia; l'eau chaude bouillante sera appliquée sur les jambes, les bras et la partie intérieure des cuisses, jusqu'à produire le soulèvement de l'épiderme et servir de vésicatoire; et si on a le bonheur, dis-je, de voir apparaître la réaction, qui s'annoncera par la chaleur des extrémités, la sueur de tout le corps, la cessation des selles cholériques, remplacées par des évacuations jaunâtres et bilieuses, le retour des traits naturels de la face, etc., on la soignera en la favorisant, en la modérant, en l'augmentant ou la diminuant suivant les symptômes qui se présenteront.

La réaction étant trop violente, accompagnée d'un état apoplectique, on saignera copieusement le malade, et après on lui donnera quelques boissons mucilagineuses, on permettra quelques cuillerées de bouillon; le tout avec modération, et surtout suivant les symptômes plus ou moins graves. Cette période, je le répète, ne peut être traitée

que par un médecin qui déjà a soigné et vu plusieurs cholériques. Voilà pourquoi je termine et n'en dirai pas davantage, laissant à la discrétion d'une main expérimentée le
soin d'augmenter, de diminuer ou de suspendre l'éther
opiacé. Cependant j'avertis qu'il ne faut abandonner le malade qu'au moment de la dernière expiration; car j'ai vu,
dans ma longue pratique, des individus n'ayant plus qu'un
souffle de vie en réchapper encore.

ARTICLE QUATRIÈME.

—

OBSERVATIONS GÉNÉRALES SUR LA CONVALESCENCE, LE
PRONOSTIC ET LA CONTAGION DU CHOLÉRA.

1° *Convalescence.* — Cet état dure assez longtemps.
Qu'on se souvienne continuellement que le choléra ayant
paralysé les organes digestifs ils sont assez lents à re-
prendre leurs fonctions accoutumées; ainsi, après une
attaque de choléra, surtout lorsque déjà il a été très-avancé
au second degré ou au commencement du troisième, je
conseille aux malades l'usage longtemps continué des
bouillons gras, soupes, panades, quelques viandes rôties,
telles que veau, volaille, les œufs frais, l'eau rougie et à la
glace, le changement d'air, surtout à la campagne, et les
voyages, dont les circonstances physiques et morales re-
lèveront le ton des organes et contribueront beaucoup à
accélérer le retour de la santé.

2° Quel est le pronostic du choléra? Pour répondre à
cette question, je dirai avec M. *Bouillaud* : Quiconque a
bien médité tout ce que nous avons dit dans le cours de
cet ouvrage, etc., sait que le pronostic est d'autant plus
grave que le degré de la maladie est plus élevé; que l'ap-
parition de selles rougeâtres, sanguinolentes, fétides, constitue un signe du plus sinistre présage; et qu'enfin il
n'existe plus aucun espoir de guérison, lorsque après avoir
employé tous les moyens propres à provoquer la réaction,
l'absence du pouls, le froid glacial, la cyanose persiste en

même temps que la respiration s'affaiblit de plus en plus , que les yeux se renversent et que les malades tombent dans un état semi-comateux. Il sait que, toutes choses égales d'ailleurs, la maladie est plus grave chez les vieillards que chez les adultes et les jeunes sujets, chez les hommes que chez les femmes, et que chez ces dernières l'état de grossesse est une circonstance éminemment aggravante.

3° Le choléra est-il contagieux? Si par le mot contagion on entend que la transmission du miasme cholérique puisse s'inoculer comme la chose a lieu pour la vaccine, certaines éruptions de la peau, je répondrai de suite *négativement* : non le choléra ne se communique pas par inoculation, et tout individu qui ne porte pas avec lui de disposition particulière à contracter cette maladie peut impunément soigner, coucher même avec des cholériques sans courir le risque d'en être atteint. Cette assertion est prouvée par l'expérience, et je ne crois pas trouver de contradicteurs. Mais, si par les mots *contagieux*, *contagion*, on entend que le miasme du choléra peut sans inoculation, mais par le moyen de l'air ambiant, se communiquer de l'homme malade, à l'homme sain qui renferme en lui les conditions requises pour que le miasme toxique puisse effectuer son développement, oh! alors je réponds *affirmativement :* oui l'air peut être infecté par l'agent du choléra et produire cette atmosphère cholérique reconnue par tous les médecins: le miasme est même transportable; la chose est si vraie que, dans tous les pays entourés de mer, on a toujours pu signaler le navire, vecteur du choléra, comme provenant d'une région infectée. Je n'en dirai pas davantage sur un sujet encore très-obscur jusqu'à ce qu'on puisse découvrir la nature entière de l'agent cholérique.

ARTICLE CINQUIÈME.

—

CONFECTION ET MODE D'ADMINISTRER LES REMÈDES
ANTICHOLÉRIQUES INDIQUÉS DANS L'OUVRAGE.

Le succès du traitement dépendant principalement de la
pureté de l'*éther sulfurique* et de l'*acétate de morphine*,
je préviens que l'éther sulfurique doit être incolore, d'une
odeur forte, aromatique, d'une saveur chaude, piquante,
marquant 60 degrés à l'aréomètre de Baumé; le thermo-
mètre étant à 10 degrés Réaumur, sa pesanteur spécifique
est 0,690; l'eau distillée marquant 1,000, il doit être d'une
grande volatilité, et ne doit laisser par l'évaporation aucune
trace d'humidité; il produit un tel froid en s'évaporant
que si on entoure de linge imprégué d'éther un petit vase
de verre contenant de l'eau, ce liquide gèle, en fournissant
à l'éther le calorique dont il a besoin pour se réduire en
vapeur.

200 gouttes d'éther bien rectifié doivent peser 4 grammes (1 gros). Ainsi on saura qu'en prenant 4 grammes de
ce remède, il faudra mettre 200 gouttes; 2 grammes,
100 gouttes; un gramme, 50 gouttes; un demi-gramme
ou 5 décigrammes, 25 gouttes; pour 12 à 13 gouttes,
50 centigrammes; et pour 6 à 7 gouttes, 25 centigrammes.

L'acétate de morphine est un sel d'opium dont les effets

sont plus sûrs dissous dans l'éther que dans l'eau distillée; 25 millig. (demi-grain) de ce sel d'opium agissent sur l'économie à peu près comme le feraient 15 à 16 gouttes de laudanum liquide de Sydenham; j'en ai fait l'expérience, et voilà à peu près le résultat, terme moyen : ce sel doit être blanc, inodore, d'une saveur très-amère et extrêmement déliquescent, c'est-à-dire passant facilement à l'état liquide lorsqu'il absorbe l'humidité de l'atmosphère, il est très-soluble dans l'eau, et plus soluble dans l'éther; chauffé, il répand une odeur particulière, désagréable, qu'il faut n'avoir senti qu'une fois pour la reconnaître.

Pour l'usage de l'éther opiacé, voici comment je m'y suis pris. Sachant par expérience que l'opium était plus utile que l'éther dans les trois formes du premier degré, la cholérine comprise, ou la première et unique forme du second degré; d'un autre côté n'ignorant point que dans la dernière forme du choléra au troisième degré, c'est-à-dire dans le choléra confirmé, et à l'état algide le collapsus existant, l'éther à haute dose agit plus efficacement que l'opium, j'ai augmenté celui-ci en diminuant la dose de l'opium. J'ai donc formé trois numéros, ainsi distribués.

N° 1. Prenez 4 grammes (1 gros) d'éther sulfurique. Ajoutez :

Acétate de morphine, 10 centigrammes (2 grains) à prendre suivant l'ordonnance mentionnée à l'article *Traitement.*

N° 2. Se composera de 8 grammes d'éther et 10 centigrammes (ou 2 grains) d'acétate de morphine.

Nº 3. Contiendra 12 grammes d'éther avec addition de 5 centigrammes (1 grain) d'acétate de morphine.

Nº 4. Flacon contenant 64 grammes de sirop d'éther sulfurique.

Nº 5. Paquets de farine de moutarde de 120 grammes chacun. Ces paquets serviront à mettre dans un demi-kilo d'eau très-chaude, au moyen de laquelle on déterminera l'effet de sinapismes, de vésicatoires volants ou de vésicatoires permanents. Le tout suivant les cas et les modifications dont je parle à l'article *Traitement curatif*.

Nº 6. Fioles contenant de l'huile de camomille, dans laquelle, pour 120 grammes d'huile, on aura préalablement mis 30 centigrammes d'acétate de morphine pour chaque fiole. L'usage de cette huile est pour les frictions, ou pour bassiner et panser les vésicatoires.

Nº 7. Flacon contenant 120 à 140 grammes de sirop de coings ou de ratanhia servant à édulcorer la tisane ou l'eau fraîche que boira le malade; le tout suivant les prescriptions indiquées à l'article *Traitement*.

———

Nota. Les doses que j'indique à l'article *traitement* étant pour l'âge adulte, il est bien entendu qu'elles seront modifiées selon l'âge, le sexe et le tempérament. On ne donnera que le quart aux enfants de six mois à deux ans; le tiers de deux à six; la moitié de six à huit; les trois quarts de huit à quinze ans, et la dose entière de quinze à quarante, diminuant ainsi avec l'âge en proportion décroissante. Pour les tempéraments nerveux et éminemments sanguins, on pourra augmenter ou diminuer suivant les symptômes.

J'invite messieurs les pharmaciens à tenir tout prêts, dans leurs officines, des petits flacons bouchés à l'émeri étiquetés n°s 1, 2, 3, etc., avec cette inscription : *Éther opiacé anticholérique*, n°s 1, 2, 3, avec l'indication du poids d'éther que contient le flacon.

CONCLUSION.

—

EXPLICATION

Des termes techniques nécessaires à l'intelligence de l'ouvrage,
et dont l'insertion a été indispensable.

Organisme. — Par ce mot on entend l'ensemble des lois qui régissent le corps humain, ou le concours des actions par lesquelles s'accomplit la vie.

Organe. — On appelle ainsi toute partie de l'animal ou de végétal, destinée à exercer une fonction : ainsi, les muscles sont les organes du mouvement, et par extension on a aussi nommé les yeux organes de la vue; les poumons, les organes respiratoires; le cœur et les artères, organes de la circulation sanguine, etc.; l'estomac et les intestins, le foie, les organes digestifs ou de la digestion.

Physiologie, *Physiologistes*. — Le premier mot indique la science qui traite des phénomènes dont l'ensemble constitue la vie, et le second indique ceux qui se sont spécialement occupés de cette science.

Vaisseaux. — Ce mot a été donné à tout canal ou cylindre formé de simples parois, donnant cours à un liquide ou un fluide. C'est ainsi qu'on les appelle vaisseaux *sanguins*, *chylifères*, *lymphatiques*, suivant qu'ils charrient le sang, le chyle, la lymphe, etc. Tout le monde connaît le sang. La *lymphe* est un liquide blanchâtre ou plutôt incolore. Elle provient en partie des boissons. C'est pour ainsi dire de l'eau chargée d'albumine; des *vaisseaux lymphatiques* l'absorbent; des ganglions, ou petites masses charnues, la perfectionnent; elle circule d'une manière régulière. Ce système offre un grand nombre de petites bouches béantes sur la surface du canal intestinal, et d'autres bouches exhalantes qu'on appelle vaisseaux absorbants et exhalants. *Vaisseaux capillaires*. C'est ainsi qu'on a surnommé les dernières ramifications des artères et des veines, si petites qu'on les a comparées à un cheveu ; et le mot *artère* veut dire canal cylindrique, qui porte le sang vitalisé à tous les organes, et *veine*, une autre espèce de canaux qui ramènent le *sang* non encore vitalisé aux poumons, afin de recevoir le principe vital qui opère le mouvement sanguin par le moyen des *poumons* et du *cœur*.

La partie épaisse et rouge du sang s'appelle *cruor*, sa partie liquide *sérum* Le *chyle* est un fluide blanchâtre formé du résultat des aliments solides et liquides, allant se mêler à la lymphe pour être une des substances constitutives du sang et former spécialement sa partie fibrineuse ; le sang lui-même est composé de petits globules liquides qui en roulant sur eux-mêmes, circulent et portent la vie aux organes. Le sang extrait du corps meurt de suite, et ce *caput mortuum* se sépare en deux parties, le *caillot* ou *cruor* et le *sérum*.

L'*Hygiène*, est l'art de conserver la santé, et on appelle moyens hygiéniques, tous les agents propres à entretenir ou développer l'état sanitaire du corps.

Système nerveux. Le cerveau, le cervelet, la moelle

épinière et les cordons blanchâtres qui en sortent, appelés *nerfs*, forment tout le système nerveux ; on appelle nerfs de la vie organique la partie nerveuse connue sous le nom de nerf *trisplanchnique* ou grand *sympathique*. C'est de ce nerf que prennent leur origine ceux qui se dirigent à l'estomac , aux intestins et aux vaisseaux absorbants lymphatiques et chylifères , et sur lesquels agit spécialement et primitivement l'agent du *choléra*.

Le système nerveux dirige tout l'organisme, il est l'instrument conducteur du fluide nerveux ou principe vital.

Toute fonction qui agit directement aux lois de la nature se fait d'une manière *normale* ou *normalement*, et *anormal* veut dire le contraire.

Le mot *abdomen* signifie le ventre et le bas-ventre, et *organes abdominaux* tous ceux qui sont contenus dans cette région.

Tout agent capable d'empoisonner est appelé *toxique* et son effet *intoxication*.

Pathognomonique. — On appelle ainsi en médecine le signe spécial et caractéristique d'une maladie.

Épigastre veut dire l'endroit qu'on appelle le creux de l'estomac, et les deux côtés prennent le nom d'*hypocondres*.

La transpiration de la peau est *visible* et s'appelle sueur ou *transpiration cutanée*, ou invisible, et a été surnommée *transpiration insensible*.

Pondérables et *impondérables*. — Ce sont les noms que prennent les corps de la nature, suivant qu'on a pu les peser, ou qu'on n'y est pas encore parvenu. Les premiers sont nommés *pondérables* et les autres *impondérables*.

Gastro-entérite. — Inflammation de l'estomac et des intestins.

Antiphlogistiques.—Tout ce qui rafraîchit ; *toniques* tout ce qui excite ; *stimulants diffusibles* tous les corps qui, comme l'alcool et l'éther, pénètrent, excitent vivement tous les tissus d'une manière passagère et peu durable : voilà pourquoi il faut les répéter souvent.

Veines sous-clavières gauche et droite. — Ce sont des rameaux veineux situés sous la *clavicule*, qui elle-même est un petit os qui sert d'arc-boutant à l'épaule, ainsi appelé parce qu'on l'a comparé à la clef d'une voûte. Elle est formée en espèce d'S et se distingue facilement chez les personnes maigres. La veine sous-clavière droite reçoit la *lymphe* qui se mêle au sang, et la gauche reçoit le chyle se mêlant aussi au sang.

Corps hétérogènes. — Ce sont les agents qui peuvent convenir à quelques êtres, mais impropres et nuisibles à la nature humaine.

FIN.

TABLE DES MATIÈRES.

PARIS. — IMPRIMÉ PAR E. THUNOT ET COMPIE.
rue Racine, 28, près de l'Odéon.